BEI GRIN MACHT SICH IHR WISSEN BEZAHLT

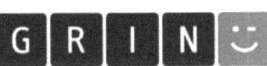

Mixed-Methods Designs in der psychologischen Gesundheitsförderung. Ist eine Kombination der quantitativen und qualitativen Erhebung ein Gewinn?

Sandra Waldermann-Scherhak

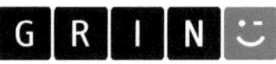

Bibliografische Information der Deutschen Nationalbibliothek:

Die Deutsche Nationalbibliothek verzeichnet diese Publikation in der Deutschen Nationalbibliografie; detaillierte bibliografische Daten sind im Internet über http://dnb.d-nb.de abrufbar.

ISBN: 9783346600615
Dieses Buch ist auch als E-Book erhältlich.

© GRIN Publishing GmbH
Nymphenburger Straße 86
80636 München

Druck und Bindung: Books on Demand GmbH, Norderstedt Germany
Gedruckt auf säurefreiem Papier aus verantwortungsvollen Quellen

Das vorliegende Werk wurde sorgfältig erarbeitet. Dennoch übernehmen Autoren und Verlag für die Richtigkeit von Angaben, Hinweisen, Links und Ratschlägen sowie eventuelle Druckfehler keine Haftung.

Das Buch bei GRIN: https://www.grin.com/document/1177383

FOM Hochschule für Oekonomie & Management Düsseldorf
Hochschulzentrum Düsseldorf

Berufsbegleitender Studiengang
Gesundheitspsychologie & Medizinpädagogik (B. A.)

5. Semester

Scientific Essay
in Modul Wissenschaftliches Arbeiten

MIXED-METHODS DESIGN
- Kombination der quantitativen und qualitativen Erhebung als Gewinn in der
psychologischen Gesundheitsförderung?

Autorin: Sandra Waldermann-Scherhak

Abgabedatum: 2020-08-31

Inhaltsverzeichnis

Abbildungsverzeichnis

Abkürzungsverzeichnis

Bspw.	beispielsweise
bzw.	beziehungsweise
etc.	et cetera
FM	Forschungsmethoden
FOM	Fachhochschule für Oekonomie & Management Düsseldorf
GF	Gesundheitsförderung
MM	Mixed-Methods
MMD	Mixed-Methods Design
MMF	Mixed-Methods Forschung
MMS	Mixed-Methods Studie/n
QUAL	qualitativ/e
QUAN	quantitativ/e
RCT	Random-Control-Test
SE	Scientific Essay
u.a.	unter anderem

1 Einleitung

1.1 Problemstellung

Seitdem in der Psychologie ein zunehmendes Interesse an QUAL Forschung existiert (Madill/Gough 2008; Mey/Mruck 2010; Hitzler 2007), wird auch die Frage nach der Integration QUAL und QUAN Methoden bedeutsamer (Mayring u.a. 2007). Auch die GF ist aufgrund ihres interdisziplinären Charakters mit naturwissenschaftlichen, (v.a. den Bereichen Sport und Ernährung), sozialwissenschaftlichen, wirtschaftswissenschaftlichen und psychologischen Ansätzen, methodisch sehr breit aufgestellt. Die jeweiligen Disziplinen bringen spezifische FM ein und setzen sie je nach Forschungsfrage, epistemischen Erkenntnisgewinn und Ressourcen ein. (Niederberger, 2018). Daher sollte die Wahl einer FM oder der Kombination von FM immer anhand der Forschungsfrage bzw. dem Forschungsziel gewählt sein. MMS, bei denen QUAL und QUAN FM kombiniert werden, liegen disziplinübergreifend im Trend. Zum Einsatz kommen QUAN bzw. QUAL Erhebungsinstrumente. Mit MM hat sich ein neues Forschungsparadigma entwickelt. (Jandura, 2020).

1.2 Zielsetzung und Gang der Arbeit

In diesem SE soll herausgestellt werden, welchen Mehrwert MM bietet, im Vergleich zu einem Studiendesign mit ausschließlich qualitativer oder quantitativer Methodik. Nach der Einführung werden im Kapitel zwei die QUAL und QUAN Forschung, die Definition und die Entwicklung der Theorie behandelt sowie die zeitgeschichtliche Entwicklung und ein Ländervergleich erwähnt. Im dritten Kapitel werden die Varianten und Typologien der MM, sowie deren Umsetzung vorgestellt. In Kapitel vier wird eine kritische Betrachtung vorgenommen, und die Vor- und Nachteile von MM dargestellt. Im Fazit wird abschließend Bezug genommen, ob eine Kombination der QUAN und QUAL Erhebung für sinnvoll erachtet wird und ob MM Potenzial in der psychologischen Gesundheitsforschung bietet.

2   Quantitative und Qualitative Forschungsmethoden

QUAN FM werden als numerisch, standardisiert, deduktiv und hypothesentestend beschrieben, die Strukturen und Prozesse von einer Außenperspektive erklären. QUAL FM hingegen werden als induktiv, interpretativ und hypothesengenerierend dargestellt, die aus einer emischen Innenperspektive verstehen und rekonstruieren (QUELLE). Während in der QUAL Forschung, als induktives Verfahren, eine Theorie entwickelt wird, wird diese in der QUAN Forschung, als deduktives Verfahren, geprüft. Dazu wird in der QUAN Forschung der standardisierte Fragebogen genutzt, und in der QUAL Forschung der Leitfaden. Standardisierte Befragungen bilden meist die Basis und QUAL Interviews werden zum Zweck einer Vorstudie oder zur weiteren Vertiefung ergänzt. Um Stärken QUAN und QUAL FM zu nutzen und mögliche Schwächen zu minimieren, haben sich in den letzten Jahren zunehmend sog. MMS etabliert. Die Ergebnisse der jeweiligen Analysen werden im Sinne des Komplementaritätsprinzips (vgl. Greene et al., 2008) generiert und interpretiert. Die Komplementarität soll das Gesamtbild vervollständigen und eine umfassende Beantwortung der Forschungsfrage ermöglichen (Stenpaß, 2020).

Anmerkung der Redaktion: Abbildung wurde aus urheberrechtlichen Gründen entfernt.

Abb.1: „War of Paradigms" (Teddlie & Tashakkori, 2010)

2.1 Mixed-Methods als Kombinationsverfahren der Datenerhebung

2.2 Definition von Mixed-Methods

„Unter ‚*Mixed Methods*' wird üblicherweise die Kombination *qualitativer* und *quantitativer* FM in einem Untersuchungsdesign verstanden. Es handelt sich um einen Begriff aus der anglo-amerikanischen Methodendebatte in den Sozial- und Erziehungswissenschaften, der seit dem Ende der 1990er-Jahre, konkret seit dem Erscheinen der Monographie ‚Mixed Methodology' von Abbas Tashakkori und Charles Teddlie (1998) große Prominenz erlangt hat (Kelle, 2014).

2.3 Theoretische Entstehung von Mixed-Methods

In den letzten fünfzig Jahren, ist ein Wandel der Forschungsansätze und eine Weiterentwicklung von empirischen Verfahren in den Sozial-, Verhaltens- und Gesundheitswissenschaften zu beobachten. Während in den 1960er- und 1970er-Jahren eine starke Fokussierung auf die quantitativen und messbaren Aspekte lag, folgte in den 1970er- und 80er-Jahren eine qualitative Phase, deren Anfänge bis in die 1950er-Jahre zurückreichen. (vgl. Kuckartz, 2014). Die Kombination von quantitativen und qualitativen Methoden gab es im 20. Jahrhundert u.a. in den Sozialwissenschaften und der Psychologie, jedoch ohne explizit erwähnt zu werden (vgl. Sell, 2021). MM werden im anglo-amerikanischen Raum mittlerweile als drittes Forschungsparadigma diskutiert (Foscht et al., 2007). MM-Forschung ist eine Form dessen, was innerhalb des deutschsprachigen Diskurses auch häufig als Methoden-Triangulation (vgl. Flick, 2011) bezeichnet wird. In Deutschland hat sich das Verständnis von Udo Kelle weitestgehend etabliert. Er betont, dass methodische Schwächen eines Ansatzes durch die Kombination beider kompensiert werden können. (vgl. Kelle, 2014). Andere Autoren postulieren die Möglichkeit, eines besseren Verständnisses für das Forschungsproblem zu bekommen (vgl. Mayer, 2009). MMD sind zu unterscheiden von sogenannten Multimethod-Designs. Der Begriff ‚multimethod' geht auf die amerikanischen Psychologen Campbell und Fiske zurück, die Ende der 1950er-Jahre den Begriff ‚Multitrait-Multimethod-Matrix' in die psychologische Testtheorie einführten. (vgl. Kuckartz, 2014).

3 Umsetzung von Mixed-Methods

Eine der auffälligsten Entwicklungen im Bereich empirischer Forschungsmethoden im letzten Jahrzehnt ist der Trend zur Methodenkombination und Methodenintegration, wie er sich besonders in der Diskussion um den praktischen Einsatz von Mixed-Methods zeigte. (Kuckartz, 2014, S.7) MM meint grundsätzlich die Kombination bzw. Integration qualitativer und quantitativer Forschung. Auf der methodologischen Ebene werden verschiedene Designs unterschieden, die nach zeitlicher Reihenfolge, Gewichtung von qualitativen und quantitativen Elementen und der Samplingstrategie differenziert werden können (Vgl. Kelle, 2014). Dabei werden explizit auch MMD mit einer Gleichrangigkeit von qualitativen und quantitativen Elementen identifiziert (Vgl. Collins, 2007). „MMS sind disziplinübergreifend im Trend" (Schreier, 2005: 2017). Das belegen verschiedene methodische Reflexionsarbeiten aus der Sozial- und Erziehungswissenschaft (Vgl. Kelle, 2014) der sozialen Arbeit (Vgl. Schneider, 2014) sowie der Pflege-, Rehabilitations- und Versorgungswissenschaft (Kelle et al., 2014: Meyer, 2009: Wirtz/Stohmer, 2016).

Creswell (2010) beschreibt MM anhand der *sechs folgenden* Kennzeichen:

1) Zur Beantwortung der Forschungsfrage werden qualitative und quantitative Daten erhoben und analysiert.
2) Überzeugende und schlüssige (qual und quan) Methoden.
3) Integration der Daten (z. B. verschmelzen, verbinden, einbetten).
4) Spezifisches MMD, das gleichzeitige oder sequentielle Integration der Methoden (mit gleichem oder ungleichem Gewicht) vorsieht.
5) Ziel ist Triangulation, Erklärung, Vertiefung, Ergänzung, ... der Daten.
6) Dies erfordert eine erkenntnistheoretische Fundierung der Forschung („rationale").

3.1 Haupttypen und Varianten in der Verwendung

Die Methodentriangulation oder Methodenintegration, kann zum Einsatz kommen, um QUAL und QUAN Befunde zu validieren oder zu hinterfragen, Ergebnisse zu erweitern oder zu ergänzen (vgl. Flick, 2011: Kelle, 2014). Dieses Vorgehen kann sich an verschiedenen Designs orientieren. Die Wahl des Designs ist von verschiedenen Aspekten, wie der Art der Kombination der Datenerhebung, der Reihenfolge der Erhebung oder der Bedeutung, welche der jeweiligen Methode beigemessen wird, abhängig (vgl. Kelle, 2014). In der Zusammenfassung von zwölf Publikationen über MMD kamen John Creswell (2009) und Vicki Plano Clark (2010) zu folgenden vier prototypischen Varianten bzw. Haupttypen (vgl. auch Mayring, 2002).

3.1.1 Eingebettetes Design (Komplettierung)

Bei der *Komplettierung* bzw. dem *eingebetteten Design* ist eine der beiden Methoden höher priorisiert. Nach Durchführung der einen Methode wird im Anschluss durch die andere Methode abgesichert und sichergestellt, dass das Untersuchungsphänomen vollständig abgedeckt ist. Die Gewichtung und Chronologie entsprechen: (90% QUAN → 10% QUAL) oder umgekehrt. Welche Methode den Schwerpunkt bildet kann unterschiedlich sein.

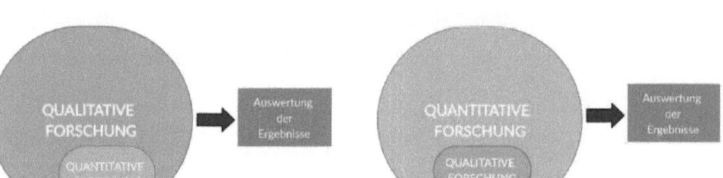

Abb.2: „Eingebettetes Design" (eigene Darstellung/erstellt Creatly.app)

9

3.1.2 Explanatives Design (Erklärung)

Bei der *Erklärung* bzw. dem *explanativen Design* steht die quantitative Analyse am Anfang. In der Regel werden eine oder mehrere Hypothesen über einen allgemeinen Zusammenhang geprüft und untersucht, ob ein Zusammenhang besteht. Anschließend wird mittels qualitativer Forschung versucht, das „Wie" und „Warum" des Zusammenhangs deutlich zu machen und besser zu verstehen. Explanativ steht hierbei für einen interpretativen Charakter. (QUAN → QUAL)

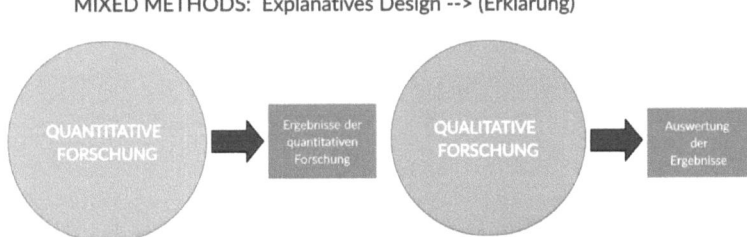

Abb.3: „Explanatives Design " (eigene Darstellung/erstellt Creatly.app)

3.1.3 Exploratives Design (Entwicklung)

Die *Entwicklung* bzw. das *explorative* Design startet mit einer qualitativen Forschungsphase, auf die eine quantitative Methodik folgt und anschließt. Diese Vorgehensweise empfiehlt sich, wenn das Erkenntnisinteresse auf die Prüfung eines allgemeinen, gesetzesförmigen Zusammenhangs abzielt, das zu untersuchende Phänomen bislang nicht ausreichend verstanden ist, um eine Hypothese aufzustellen oder Konstrukte zu entwickeln. Eine explorative ‚qualitative' Phase wird vorgeschaltet, um angemessene Items für den Fragebogen oder ggf. andere Erhebungsinstrumente auswählen zu können. (vgl. Sell, 2021) Bspw. kann ein Forschungsgegenstand zuerst durch ein Expert:innen-Interview und qualitativer Inhaltsanalyse erkundet werden, um im Anschluss anhand des gewonnenen Kategoriensystems einen Fragebogen für weiter angelegte quantitative Forschung zu entwickeln. Chronologie: (QUAL = Exploration → QUAN = Testen).

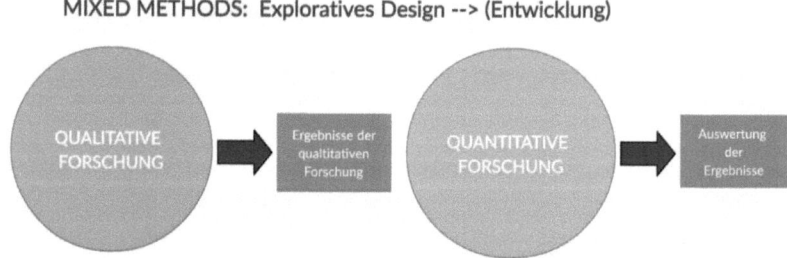

Abb.4: „Exploratives Design " (eigene Darstellung/erstellt Creatly.app)

3.1.4 Triangulationsdesign (Ergänzung)

Die *Ergänzung* bzw. das *Triangulationsdesign* wird häufig angewendet, da QUAL und QUAN Verfahren zur Datenerhebung kombiniert werden. Unter Triangulation im weiteren Sinne versteht man das Einnehmen unterschiedlicher Perspektiven auf denselben Forschungsgegenstand. Bspw. bei einer „Umfrage" QUAL und QUAN Fragen kombinieren lassen. Die Auswertung der QUAN Fragen erfolgt statistisch, die QUAL Fragen dagegen interpretativ. Alle Daten erfassen dasselbe Forschungsinteresse und beiden Forschungsansätzen werden gleichwertig gewichtet, sprich ihnen wird dasselbe Gewicht beigemessen: (50% QUAN $\rightarrow$ 50% QUAL). Eine Reihenfolge der Ausführung der Methoden ist nicht ausschlaggebend.

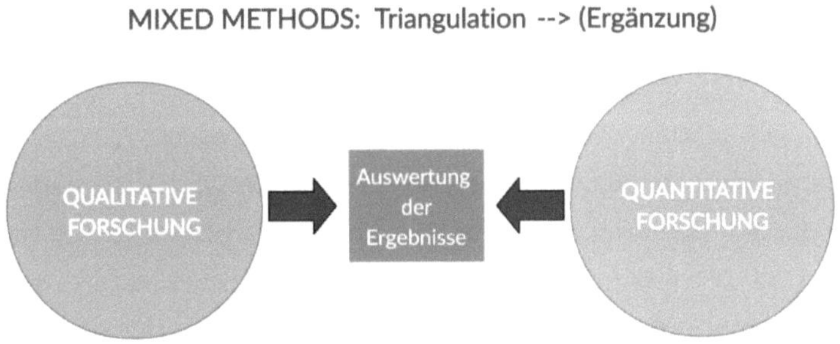

Abb.5: „Triangulationsdesign " (eigene Darstellung/erstellt Creatly.app)

Der Begriff ‚Triangulation' verfügt in den empirischen Sozialwissenschaften über eine längere Tradition. Bei dieser handelt es sich um ein Verfahren aus dem Bereich der Landvermessung, das es erlaubt, unter Kenntnis zweier Punkte die genaue Lage eines dritten Punkts zu bestimmen (Hussy, 2013, S. 287). In der Methodenliteratur bezeichnet Triangulation die Erhebung von Daten zu einem Gegenstand unter Anwendung von (mindestens) zwei verschiedenen Methoden. MM und Triangulation werden häufig … als synonym verwendet; unterscheiden sich jedoch maßgeblich in ihren konzeptionellen Überlegungen (Lüddemann, 2019, S.3). Triangulation und MM beziehen sich auf eigenständige Forschungsstrategien und sind nicht deckungsgleich. (Vgl. Hussy, 2013, S. 288)

4 Kritische Betrachtung der Vor- und Nachteile von MM

Wenn Forschungsmethoden verknüpft werden, kann das zur Folge haben, dass Schwächen und Nachteile einzelner Methoden kaschiert werden. „Methoden sollen in einer solchen Weise kombiniert werden, dass ihre komplementären Stärken und Schwächen genutzt werden können [...] das impliziert freilich die Anerkennung der Tatsache, dass alle Methoden sowohl Beschränkungen als auch Stärken aufweisen" (Johnson & Turner, 2010).

4.1 Chancen und Möglichkeiten

In der MMF liegt die Chance, für komplexe Fragestellungen die Vorteile quantitativer Methodik (Möglichkeit großer Stichproben, Generalisierbarkeit, Replizierbarkeit, Möglichkeiten experimenteller Kontrolle von Einflussfaktoren) und QUAL Forschung (Rekonstruktion von subjektiven Perspektiven und Prozessen, Kontextbezogenheit, Offenheit für Unerwartetes, Bottom-up-Strategien, Reflexivität) ergänzend nutzen zu können. (Sell, 2021). Eine Fragestellung kann auf zwei Arten beleuchtet werden und Erkenntnisgewinne erbringen, welche auf rein qualitativer oder quantitativer Forschung nicht möglich gewesen werden (Vgl. Roch, 2015).

Zu den Vorteilen zählen, dass offene und geschlossene Fragen untersucht werden können. Somit kann ein Gegenstand explorativ erforscht und die gebildete Hypothese getestet und überprüft werden. Des Weiteren kann der Einsatz von MM dazu beitragen, die Schwäche eines Forschungsstranges auszugleichen. Bspw. kann der QUAN Forschung durch QUAL Interviews mehr Tiefe gegeben werden. Komplexe sowie widersprüchliche Ergebnisse können beleuchtet und herausgestellt werden, die wiederum Möglichkeit für weiterführende Diskussionen bei komplexen Forschungsgegenständen bieten. Zahlreiche Beispiele und Reviews aus der Gesundheitswissenschaftlichen Forschungspraxis belegen das Potential von MM. (Vgl. Niederberger, 2018). Es werde neben den Vorzügen auch Defizite deutlich auf die im nächsten Kapitel eingegangen wird.

4.2   Grenzen und Risiken

Häufig wird an der MMF kritisiert, dass die wissenschaftstheoretische oder epistemologische Fundierung unklar sei. Eine weitere Kritik an Mixed-Methods setzt an deren Verwendung im Kontext von RCT-Studien an. In diese werden mittlerweile recht häufig qualitative Studien eingebettet, um etwa bei klinischen Studien auch etwas über die Erfahrungen und die subjektiven Meinungen der Patienten zu erfahren (Plano Clark et al., 2013). An dieser Art von MMS wird kritisiert, dass hier QUAL Methoden marginalisiert würden und nur die Funktion eines Feigenblatts besäßen. Hier erweise sich MMF als Positivismus im neuen Gewand (Nagy Hesse-Biber, 2010: 14).

Weitere Grenzen die sich als Nachteil erweisen, sind ein erhöhter Zeitaufwand, fehlende Anerkennung bei begutachtenden Personen, fehlende Fähigkeiten und Kompetenzen der Forschenden in beiden Methodenbereichen, der daraus häufig entstehende Zwang zum Teamwork von Forschergruppen, sowie der Tatbestand, dass QUAL und QUAN Studien miteinander verknüpft werden, die ganz unterschiedliche Fragestellungen haben ‚Pseudo-Mixed-Methods', sowie Praxis das Ergebnisse der beiden Teilstudien nicht integriert werden, sondern Ergebnisse nur beziehungslos hintereinander aufgelistet werden (vgl. Kuckartz, 2014, S. 155f).

Somit besteht die Gefahr der "Verzerrung" und Fehlern. Für die Verwendung in der Forschung braucht es klare Richtlinien, um mögliche Fehler in der Darstellung oder Auswertung zu vermeiden. (Niederberger, 2018)

5 Fazit

Die Ergebnisse zahlreicher Autoren bestätigen, dass MMS, bei denen QUAL und QUAN Studien gleichrangig sind, sich als eine geeignete Strategie zur Erforschung gesundheitsförderlicher Fragestellungen erweisen. Dabei muss auf die Qualität geachtet werden, die in der MMF komplizierter zu fassen ist. Die Güterkriterien der QUAL als auch der QUAN Forschung müssen gleichermaßen beachtet werden, die Forschungsergebnisse beider Ansätze gemeinsam interpretiert und zueinander in Bezug gesetzt werden. *„Die Forschungsfrage treibt alles an"*, bedeutet dass wenn das Interesse der Erkenntnisgewinne ausschließlich explorativ ist, es empfehlenswert ist sich auf eine Methodik zu beschränken. Auch die Qualität steht in Abhängigkeit zum Forschenden. Ein Forscher der über ausreichend gute Expertisen in beiden Methodiken verfügt, hat die Chance gleichwertig gute Forschungsergebnisse hervorzubringen. Steigt die Erfahrung eines Forschers im Umgang mit MM, wird die strenge Trennung beider Forschungsansätze zunehmend aufgehoben. Eine stärkere Integration kann stattfinden, die fließende Übergänge zwischen den Ansätzen ermöglicht. Forscher müssen planen an welchem Punkt des Forschungsprojektes das ‚Mixing' stattfinden soll. Hierbei ist auf die Notwendigkeit der Zusammenarbeit interdisziplinärer Forschungsteams hinzuweisen. Ob sich der Einsatz von MM sich als letztendlich sinnvoll erweist, entscheidet der Erkenntnisgewinn für die Forschungsfrage und das Untersuchungsphänomen nur in der Retrospektive. MM hat sich, wie verschiedene Autoren bezeichnen, als neues ‚Forschungsparadigma' etabliert, welches versucht QUAN und QUAL Forschungsansätze miteinander zu kombinieren, um ein tieferes Verständnis der untersuchten Phänomene zu erwirken. Der zunehmende Einsatz von MM in der Wissenschaft kann als mögliche Auswirkung verstanden werden, dass komplexe Probleme, sich nicht ausschließlich mit nur einem Forschungsansatz ausreichend abbilden lassen. Durch die Komplexität des Menschen und der Komplexität der Erkrankungen und Einwirkungsfaktoren, bestünde auch in der Psychotherapieforschung die Chance, durch den Einsatz von MMD die Erkenntnisgewinne weiter zu vergrößern. Besonders die epidemiologische Forschung besitzt in der GF und Prävention einen hohen Stellenwert, da sie Zusammenhänge zwischen gesundheitsbezogenen Verhaltensweisen und dem Gesundheitszustand ermittelt, um Risikogruppen zu identifiziert und diese zielgerichtet mit GFs- und Präventionsmaßnahmen zu erreichen.

Literaturverzeichnis

Baur, N. Kelle, U., Kuckartz, U., (2017): Mixed Methods – Stand der Debatte und aktuelle Problemlagen. Kölner Zeitschrift für Soziologie und Sozialpsychologie 69(S2): Seite 1–37.

Collins K.M., Onwuegbuzie A.J., Jiao, Q.G., (2007): A mixed methods investigation of mixed methods sampling designs in social and health science research. Mix Methods Research, Seite: 267–294

Creswell, J. W. (2009): Mapping the field of mixed methods research [Editorial]. Journal of Mixed Methods Research, 3(2), Seite: 95-108.

Flick, U. (2011). Triangulation. Eine Einführung, Wiesbaden: Springer Verlag, 3. Auflage, 2011

Greene, J., Caracelli, V. & Graham, W. (2008): Identifying the purposes for mixed-methodsdesigns. In: Plano Clark, V. L. & Creswell, J. W. (Hrsg.), The mixed methods reader. Los Angeles/Californien: Sage, Seite 121–148.

Hussy, W., Schreier, M., Echterhoff, G., (2013): Forschungsmethoden in Psycholgie und Sozialwissenschaften für Bachelor, 2. Auflage, Wiesbaden: Springer Verlag, 2013

Johnson, R.B., Turner, L.A., (2010). Data collection strategies in mixed methods research. In: Tashakkori, A. & Teddlie, C. (Hrsg.), Sage handbook of mixed methods in social & behavioral research. Los Angeles/Californien: Sage, 2. Auflage, (2nd edition), Seite 297–319.

Kelle, U. (2014): Mixed Methods. In: Baur, N. & Blasius, J. (Hrsg.), Handbuch Methoden der empirischen Sozialforschung. Wiesbaden: Springer Verlag. Seite 153–166.

Kelle U., Metje B., Newerla A., (2014): Methodentriangulation und Mixed-Methods in der Pflege- und Versorgungsforschung – konzeptuelle Überlegungen und empirische Erfahrungen. Pflege, Seite: 317–329

Kelle, U., Kluge, S., (2010): Vom Einzelfall zum Typus. Fallvergleich und Fallkontrastierung in der qualitativen Sozialforschung. Wiesbaden: Springer Verlag, (Qualitative Sozialforschung 15, 2., überarbeitete Auflage, 2010

Madill, A./Gough, B. (2008): Qualitative Research and Its Place in Psychological Science. In: Psychological Methods 13 (3), Seite: 254–271

Mayer H., (2016): Qualitative Forschung in der Konjunktur – (k)ein Anlass zur Freude? Pflege, Seite: 5-19

Mayer H., (2009): Methodenübergreifende Triangulation – Sein oder Schein. Pflegewissenschaft, Seite: 410–417

Mayring, P., (2015): Qualitative Inhaltsanalyse: Grundlagen und Techniken, Neuausgabe, 12. Auflage, Weinheim/Basel: Beltz, 2015

Mayring, P., (2002): Einführung in die Qualitative Sozialforschung. München: Beltz, 2002

Mey, G., Mruck, K., (Hrsg.), (2010): Handbuch Qualitative Forschung in der Psychologie - Band 2: Designs und Verfahren, 2. erweiterte und überarbeitete Auflage, Wiesbaden: Springer Verlag, 2010

Nagy Hesse-Biber, S., (2010): Mixed methods research: Mixing theory with practice. New York: Guilford Press, 2010

Niederberger, M., Finne, E., (Hrsg.) (2021): Forschungsmethoden in der Gesundheitsförderung und Prävention, Wiesbaden: Springer Verlag, 2021

Plano Clark, V.L., (2010): The adoption and practice of mixed methods: U.S. trends in federally funded health-related research. Qualitative Inquiry, Seite 428-440.

Plano Clark, V. L., Schumacher, K., West, C., Edrington, J., Dunn, L. B., Harzstark, A., et al. (2013): Practices for Embedding an Interpretive Qualitative Approach Within a Randomized Clinical Trial. Journal of Mixed Methods Research, Seite 219-242.

Roch, S. (2015): Forschendes Lernen an der Europa-Universität Flensburg – Erhebungsmethoden. Universitätsverlag: Flensburg, 2015

Schneider, A., (2014): Triangulation und Integration von qualitativer und quantitativer Forschung in der Sozialen Arbeit. In: Mührel, E., Birgmeier, B., (Hrsg.) Persektiven sozialpädagogischer Forschung. Soziale Arbeiten in Theorie und Wissenschaft. Springer, Wiesbaden, Seite: 15–30

Tashakkori, A., & Teddlie, C. (Hrsg.), (2010): Handbook of mixed methods in the social and behavioral research. Thousand Oaks: Sage, 2010, S. 431–468

Tashakkori, A. & Teddlie, C. (1998): Mixed methodology: Combining qualitative and quantitative approaches. Sage: Thousand Oaks, CA, 1998

Wirtz, MA., Stohmer, J. (2016): Anwendung und Integration qualitativer und quantitativer Forschungsmethoden in der rehabilitationswissenschaftlichen Interventionsforschung. Rehabilitation, Seite: 191–199

Internetquellen

Foscht T., Angerer T., Swoboda B. (2007) Mixed Methods. In: Buber R., Holzmüller H.H. (eds) Qualitative Marktforschung. Gabler.
https://doi.org/10.1007/978-3-8349-9258-1_16
[Zugriff am 01.08.2021]

Hitzler, R. (2007): Wohin des Wegs? Ein Kommentar zu neueren Entwicklungen in der deutschsprachigen „qualitativen" Sozialforschung - In: FQS 8 (3), Art. 4,
http://nbn-resolving.de/urn:nbn:de:0114-fqs070344
[Zugriff am 01.08.2021]

Hussy W., Schreier M., Echterhoff G., (2013): Mixed-Methods-Designs. In: Forschungsmethoden in Psychologie und Sozialwissenschaften für Bachelor. Springer-Lehrbuch, 2., überarbeitete Auflage, Berlin/Heidelberg: Springer, 2013
https://doi.org/10.1007/978-3-642-34362-9_10
[Zugriff am 01.08.2021]

Jandura O., (2020): Quantitative/Qualitative Methoden, Mixed methods. In: Borucki I., Kleinen-von Königslöw K., Marschall S., Zerback T. (eds) Handbuch Politische Kommunikation. Springer VS, Wiesbaden.
https://doi.org/10.1007/978-3-658-26242-6_45-1
[Zugriff am 28.07.2021]

Johnson, R.B., Onwuegbuzie A.J., (2004): Mixed methods research. *Educational Researcher*, Seite: 14–26. [Zugriff am 12.08.2021]

Kelle U. (2014): Mixed Methods. In: Baur N., Blasius J. (eds) Handbuch Methoden der empirischen Sozialforschung. Springer VS, Wiesbaden.
https://doi.org/10.1007/978-3-531-18939-0_8
[Zugriff am 28.07.2021]

Kelle, U. (2017): Die Integration qualitativer und quantitativer Forschung – theoretische Grundlagen von „Mixed Methods". Kölner Zeitschrift für Soziologie und Sozialpsychologie, 69, S2. 39–61.
https://doi.org/10.1007/s11577-017-0451-4
[Zugriff am 28.07.2021]

Kuckartz U. (2014): Die Entwicklung der Mixed-Methods-Forschung. Einleitung von John Creswell, University of Nebraska-Lincoln. In: Mixed Methods. Springer VS, Wiesbaden. https://doi.org/10.1007/978-3-531-93267-5_1
[Zugriff am 28.07.2021]

Lüdemann, J., Otto, A., (Hrsg.) (2019): Triangulation und Mixed-Methods, Studien zur Schul- und Bildungsforschung 76,
https://doi.org/10.1007/978-3-658-24225-1_1
[Zugriff am 19.08.2021]

Niederberger, M., (2018): Mixed-Methods-Studien in der Gesundheitsförderung. Präv Gesundheitsförderung, Seite: 85–90.
https://doi.org/10.1007/s11553-017-0602-5
[Zugriff am 01.08.2021]

Schreier, M. (2005): Symposium: Qualitative und quantitative Methoden in der Sozialforschung: Differenz und/oder Einheit? 1. Berliner Methodentreffen Qualitative Forschung, 24.–25. Juni 2005.
http://www.berliner-methodentreffen.de/material/2005/schreier.pdf
[Zugriff am 01.08.2021]

Schreier, M. (2017): Kontexte qualitativer Sozialforschung: Arts-Based Research, Mixed Methods und Emergent Methods. Forum Qualitative Sozialforschung/Forum: Qualitative Social Research, 18(2), Art. 6.
http://nbn-resolving.de/urn:nbn:de:0114-fqs170263
[Zugriff am 01.08.2021]

Sell, C. (2021): Mixed-Methods-Forschung und Psychoanalyse. Forum Psychoanal 37, 135–147 (2021).
https://doi.org/10.1007/s00451-021-00437-6
[Zugriff am 12.08.2021]

Stenpaß A., (2020): Der Mixed-Methods Ansatz. In: Pendelmobilität und partnerschaftliche Arbeitsteilung. Springer VS, Wiesbaden.
https://doi.org/10.1007/978-3-658-31746-1_6
[Zugriff am 28.07.2021]

BEI GRIN MACHT SICH IHR WISSEN BEZAHLT

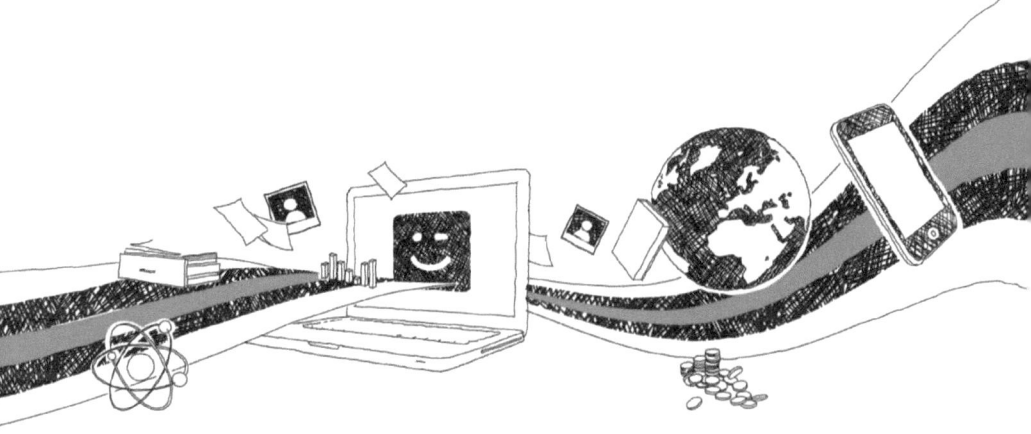

- Wir veröffentlichen Ihre Hausarbeit,
  Bachelor- und Masterarbeit

- Ihr eigenes eBook und Buch -
  weltweit in allen wichtigen Shops

- Verdienen Sie an jedem Verkauf

Jetzt bei www.GRIN.com hochladen
und kostenlos publizieren

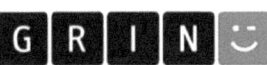